Anand Gupta

# Ayurveda -
# Die Quelle ewiger Jugend
# und Schönheit

Schönheit und jugendliches
Aussehen bis ins hohe Alter

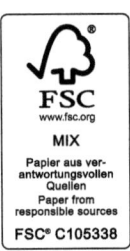

Bibliografische Information der Deutschen Nationalbibliothek:

Die Deutsche Nationalbibliothek verzeichnet diese Publikation in der Deutschen Nationalbibliografie; detaillierte bibliografische Daten sind im Internet über http://dnb.dnb.de abrufbar.

Herstellung und Verlag: BoD –
Books on Demand, Norderstedt

ISBN: 978-3-7392-0834-3

# Inhaltsverzeichnis

# Einführung

Es besteht kein Zweifel daran, dass wir in einer überaus gesundheits- und schönheitsbewussten Welt leben. Viele Männer und Frauen würden alles auf sich nehmen, um die "perfekte Erscheinung", das "charmante Gesicht" und "überragende Gesundheit" zu erlangen. Dies sind die Gründe, warum sich globale Unternehmen darin überschlagen, mit innovativen und nützlichen Produkten aufzuwarten, die die zahlreichen Kunden zufriedenstellen können. Sie sind auch die Gründe für den heftigen Wettbewerb, der heutzutage zwischen Markenherstellern herrscht, um immer an der Spitze zu stehen. Nichtsdestotrotz sind Sie ziemlich glücklich, sich an deren Rat und Versprechungen zu halten, da Sie das Gefühl haben, dass die fortschrittlichen Technologien, die von diesen Organisationen angewendet werden, Ihnen helfen, Ihr jugendliches Aussehen für immer zu bewahren. Falls eine Sache nicht allzu gut funktioniert, spielt das keine Rolle; etwas Besseres wird schon bald erscheinen oder seinen Platz einnehmen.

Ungeachtet dieses aufregenden Szenarios, können Sie nicht anders, als sich manchmal verwirrt zu fühlen. Woran liegt es, dass manche Ihrer Bekannten und Freunde niemals zu altern scheinen? Soweit es Ihnen bewusst ist, sind sie nicht besonders daran interessiert, all die Cremes, Lotionen und Kosmetika zu erwerben, die Sie ihnen ständig empfehlen. Es stimmt, sie mögen nicht als schön im herkömmlichen Sinn erachtet werden aber ihre Haut scheint immer makellos zu sein, schimmernd und strahlend. Tatsächlich ist deren lebhafte Art und ihre Energie ziemlich ansteckend und inspiriert andere, ihren Spuren zu folgen. Offensichtlich sind Sie begierig darauf, deren Geheimnis zu kennen. Nun, sie verdanken all das einer antiken Magie, die als "Ayurveda" bekannt ist. Die Wunderkräfte dieser magischen Quelle der ewigen Schönheit und Jugend sind im Verlauf der Zeiten nicht geringer geworden aber viele Leute bleiben weiterhin ignorant gegenüber der wahren Kraft von Ayurveda. Sie sind eher dazu geneigt, an die Wunder moderner Medizin zu glauben, trotz deren möglicher Risiken. Es ist definitiv Zeit, jeden umzuerziehen, inklusive Ihnen!

# Kapitel 1
## Eine Einführung in Ayurveda

Der Begriff "Ayurveda" hat seine Ursprünge in Sanskrit, einer indischen Sprache. Es ist eine Kombination aus "Ayuh" und "Veda". Ersteres bezieht sich auf "Leben", während Letzteres "Wissen" bedeutet. Dieses einzigartige Wissen leitet sich von den antiken Texten der Weisheit ab, die für gewöhnlich als die Veden bekannt sind; diese Texte wurden um 3000 v. Chr. veröffentlicht. Sie sind für die Geburt Ayurvedischer Medizin verantwortlich, etwa um 1000 v. Chr. Da es seine Wurzeln in Indien hat, wird dort Ayurvedische Medizin weitläufig praktiziert. Dieses System alternativer Pflege wird überall in der Welt als das älteste und umfassendste Gesundheitspflegesystem geehrt.

Die Betonung liegt auf der Natur und natürlichen Dingen und weist darauf hin, dass ein Individuum fähig sein muss, all die unterschiedlichen Aspekte des Lebens zusammenfügen zu können, um ein vollständiges und holistisches Bild zu kreieren. Wissenschaft (Körper), Spiritualität (Geist) und Philosophie (Verstand) müssen in ganzheitlicher Weise zusammengebracht werden, um ein befriedigendes und krankheitsfreies Leben zu gewährleisten. Zu diesem Zweck konzentriert sich Ayurveda auf Atemübungen, Heilen durch die umfassende Verwendung von Kräutern, Yoga-Übungen, Meditation, Entgiftungsmethoden, Körpermassagen usw. Deshalb begreifen Sie womöglich, dass Sie Zugang zu der Wissenschaft oder Weisheit des Lebens erlangen, indem Sie den Pfad ayurvedischer Medizin beschreiten.

All das ist schön und gut aber was genau ist mit ayurvedischer Medizin gemeint?

Zunächst, seien Sie bitte versichert, dass der Begriff "Medizin" sich nur aufs Heilen bezieht und sonst nichts. Praktizierenden ayurvedischer Medizin nach, ist ihr Ziel, Menschen von Leiden und Krankheiten zu heilen, auf eine Weise, die keine nachteiligen Reaktionen oder Nebenwirkungen hat. Der grundlegende Glaube ist, dass wenn Ihre inneren Organe in perfekter Gesundheit und Harmonie funktionieren, ihre "Balance" äußerlich in Erscheinung tritt, in Form eines strahlend glänzenden Gesichts, eines energiegeladenen Körpers und eines heiteren Bewusstseinszustands.

Zum Beispiel könnten Sie von irgendeiner chronischen Beschwerde oder Krankheit betroffen sein, auf die allopathische Medikation kaum positive Auswirkungen hat; Kräuter-Pharmakologie würde Ihnen nutzen. Dies bedeutet, dass ein registrierter und berechtigter Fachmann, der einen Abschluss in ayurvedischer Medizin von einer zugelassenen Einrichtung hat, all sein/ihr tiefgreifendes Wissen und Intelligenz nutzen wird, um Ihnen die pflanzenbasierte oder kräuterbasierte Medizin anzubieten, die Sie von innen heraus reinigt. Diese Präparate beinhalten keine Chemikalien aber die Art der Pflanzen, die verwendet werden und die Weise, auf die die Kräuter-Medikamente hergestellt werden, können von Kultur zu Kultur unterschiedlich sein. Die Handhabung und die Philosophie der Therapie wird von Kultur zu Kultur verschieden sein; Westländer, Aborigine-Stämme, die Inder, die Chinesen, Australien usw. werden die Kräuter gemäß ihren Anschauungen in Bezug auf das Klima, die Lebensbedingungen, Glaubensrichtungen usw. verwenden.

Gleichzeitig können Sie nicht allen und jedem vertrauen; Sie werden die Dienste von jemandem in Anspruch nehmen müssen, der einen Doktorgrad (M.D., Ph.D. oder Phys.D.) in ayurvedischer Medizin hat. Dies ist eine Empfehlung der "International Society for Ayurveda and Health" (ISAH), die in Connecticut, USA beheimatet ist. Immerhin vertraut auch die World Health Organization dieser Art alternativer Medizin vollständig. Zugleich, praktizieren Sie keine Selbstbehandlung oder rezeptfreien Therapien. Wenn Sie verlangen, dass Ihr Gesundheitsdienstleister völlig ehrlich in Bezug auf seine/ihre Referenzen, Erfahrung und Ausbildung ist, müssen Sie Ihrerseits ebenso ehrlich sein in Bezug auf Ihre Gewohnheiten, ihren Lebensstil, medizinischen Hintergrund usw. Schlussendlich sind Sie allein für Ihr allgemeines Wohlergehen verantwortlich.

Manchmal können äußerliche Behandlungen gewährt werden, bei denen Sie angehalten sind, Ihren ganzen Körper mit bestimmten Ölen massieren zu lassen, eine Dampftherapie zu machen oder Kräuter-Pasten auf bestimmten Stellen Ihres Körpers anzuwenden. Innere oder äußere Behandlungen können sogar manchmal mit geistigen und spirituellen Therapien kombiniert werden, um den Körper, Geist und Verstand perfekt aufeinander anzugleichen. In seltenen Fällen können chirurgische Eingriffe angewendet werden, um schwer beschädigtes Gewebe oder Organe loszuwerden oder gefährliches Wachstum zu entfernen. Alles hängt davon ab, was der ayurvedische Fachmann von Ihrer Physiologie und Psychologie hält. Letztlich wird jede geheilte Person dringend dazu angehalten, seine/ihre Gesundheit mittels vorgeschlagener Methoden zu erhalten.

Obwohl diese Gesundheitsdienstleister nicht zögern, jede Art Krankheit anzugehen, ganz gleich ob sie in einem leichten, mittleren oder schweren Grad fortgeschritten ist, tendieren sie eher zu einer präventiven Behandlung. Letzten Endes, warum sollten Sie Krankheiten überhaupt erst in Ihr Leben einladen, wenn es sinnvolle Wege gibt, sich selbst gesund zu erhalten und ein langes Leben zu leben? Halten Sie sich einfach an die tägliche Routine und regelmäßigen Pläne, die von ihnen verschrieben werden. Zu diesem Zweck wären Sie gut beraten, eine Diät einzuplanen, die leicht verdauliches und wasserreiches Gemüse beinhaltet. Es wäre gut, wenn Sie mehr Karotten, Radieschen, Gurken, Kopfsalat und ähnliches verzehren. Rohe Lebensmittel sind denen, die gekocht oder frittiert sind, vorzuziehen. Ähnlich wie andere Diäten, die von erfahrenen Diätassistenten und Ernährungsberatern vorgeschlagen werden, empfehlen ayurvedische Heiler auch, verschiedene Samen, Nüsse und Fasern in Ihre Mahlzeiten aufzunehmen. Wenn es um Getränke geht, wären Sie gut beraten, Kräutertee und andere Zubereitungen einzunehmen, da diese Ihrer Haut und Ihrem Verdauungssystem erlauben, gesund zu bleiben.

Ähnlich wie herkömmliche medizinische Praktiken, betont Ayurveda die Wichtigkeit regelmäßigen Trainings. Es ist nötig, zu schwitzen und all die Gifte aus Ihrem Körper zu holen. Gleichzeitig ist es notwendig, Ihre Gelenke und Muskeln zu trainieren und gesund zu halten. Sie sind sich bewusst, dass gute Blutzirkulation, kombiniert mit einem guten Stoffwechsel, Sie voll

Schwung und Elan sein lässt. Wie schon mehrere Male erwähnt, werden sich die Ergebnisse in Ihrer Haut und Ihrem Auftreten abzeichnen. Sie sind dazu eingeladen, jede Art von Training anzufangen, so wie Aerobic, Tanzen, Yoga und Meditation, Walking, Joggen, Schwimmen usw. Zusätzlich werden Sie darin trainiert, in der richtigen Weise ein- und auszuatmen. Gemäß ayurvedischen Anwendern, können Atemübungen ein wunderbarer Stresslöser und geistige Stimulatoren sein. Schon 10 bis 20 Minuten pro Tag ist ausreichend, um Ihnen zu helfen, sich zu entspannen und eine positive Grundhaltung zu behalten. Abgesehen von einer nährstoffreichen Diät und regelmäßigem Training, wird Ihnen empfohlen, Ihre Haut zu jeder Zeit gut befeuchtet zu halten. Trinken Sie viel Wasser während des Tages. Vor allen Dingen, erhalten Sie genug Ruhepausen und Schlaf.

# Kapitel 2
## Entgiften Sie sich selbst

Die Idee "innerer Reinigung" mag ziemlich seltsam erscheinen, da Sie es gewohnt sind, schnell einen Mediziner aufzusuchen, nachdem Sie ein sichtbares Symptom einer Krankheit oder Beschwerde entdeckt haben. In diesem Fall bezieht sich der ayurvedische Arzt auf Giftstoffe, die Sie noch nie gesehen haben oder auch nur befürchten, zu sehen! Sogar noch überraschender ist die Tatsache, dass Sie sich von außen völlig gesund fühlen, unabhängig von jahreszeitlichen Veränderungen oder klimatischen Variationen. Nichtsdestotrotz werden Sie sich keinerlei Schaden aussetzen, wenn Sie sich einem gründlichen "Entgiftungs"-Programm aussetzen, wie es von Ihrem lizenzierten Gesundheitsdienstleister vorgesehen ist. Die Ergebnisse werden Sie womöglich in Erstaunen versetzen!

Drei Arten von Giftstoffen können nachteilige Effekte auf das Funktionieren Ihrer Organsysteme haben. Sie sind womöglich mit einem davon vertraut; es beinhaltet die Abfallprodukte, die in Ihrem Verdauungssystem übrigbleiben, aufgrund unvollständiger Verdauung von verzehrten Nahrungsmitteln. Es sind nicht diese klebrigen, faulig riechenden Abfallprodukte, die sich in Ihrem Verdauungssystem ansammeln, da diese Sie sehr unwohl fühlen lassen können. Es mag verschiedene Gründe geben, warum Ihr System falsch funktioniert. Zum Beispiel sind Sie vielleicht solch ein Workaholic, dass Sie vergessen, sich an sinnvolle Zeiten fürs Essen zu halten. Als Resultat mögen Sie, wann immer Sie sich aufs Essen konzentrieren, viel zu viel essen.

Andererseits schlucken Sie vielleicht nur ein paar Mal etwas hinunter und machen sich wieder an die Arbeit. Doch sind Sie dann abhängig davon, zwischen Mahlzeiten einen Snack zu nehmen? Dies ist nicht gut, weil Sie Ihrem System nicht genug Zeit geben, die letzte Mahlzeit zu verdauen. Sie werden es wissen, wenn Sie sich die ganze Zeit über aufgebläht und müde fühlen. Mit vollem Magen zu schlafen, also direkt nach dem Mittag- oder Abendessen, ist nicht empfehlenswert. Ayurveda glaubt daran, dass Nahrung immer frisch gegessen werden sollte, egal ob Sie es roh oder gekocht essen. Es wird Ihnen geraten, sich von bearbeitetem Junkfood, fermentiertem Essen und abgestandenem (eingefrorenes oder übrig gebliebenes) Essen fernzuhalten. Dadurch kann ein geschwächter Stoffwechsel in der Ansammlung von "ama" (leichten) Giftstoffen resultieren. Sie werden ein paar gesunde diätistische Veränderungen vornehmen müssen oder sogar Kräuter-Ergänzungsmittel nehmen müssen, um die Dinge gerade zu rücken.

Wenn Sie sich nun weigern sollten, ernsthaft Notiz von dem zu nehmen, das passiert, erlauben Sie die Entstehung aggressiveren und reaktionsstärkeren Giftstoffen, bekannt als "Amavisha" (giftige Abfallprodukte, die von einem schwachen Stoffwechsel erzeugt werden; die Verdauungskraft ist nicht so stark wie sie sein sollte). Falls diese Abfallprodukte (in welcher Form auch immer, wie Fetteinlagerungen, zum Beispiel) zu anderen Teilen Ihres Körpers wandern und sich dort ablagern, sind Sie in großen Schwierigkeiten. Sie sind sich im Klaren über Cholesterin-Aufbau, Zunahme an Triglycerid-Niveau, Fettleber, überschüssigem Zucker, der im Blutstrom zirkuliert usw. Seien Sie nicht überrascht, dem Risiko kardiovaskulärer Probleme, Diabetes, übergewichtsbezogener Krankheiten, Bluthochdruck usw. ausgesetzt zu sein. Diese Giftstoffe müssen auf andere Weise behandelt werden.

Trotz all der Vorsichtsmaßnahmen, die Sie einhalten, um sich selbst sicher zu halten, können Sie den schädigenden Giftstoffen, die in Ihrer Umgebung zirkulieren, nicht entkommen. Wenn Sie sich in einer städtischen Umgebung befinden, kommen Sie nicht umhin, es schwer zu finden, die schädigenden Effekte von Luft- oder Wasserver-schmutzung zu vermeiden. Ihr Atmungssystem gewöhnt sich daran, sämtliche Arten von Chemikalien, Karbon, Arsen, Asbest, Blei usw. aus der Atmosphäre zu inhalieren. Ebenso gewöhnen Sie sich daran, Nahrung zu konsumieren, die genetisch hergestellt wurde oder längere Haltbarkeitsdaten aufgrund von Konservierungsstoffen erhalten hat. Sie sind nicht immun gegenüber den schädigenden Auswirkungen modernen Lebens, sogar wenn Sie in einer ländlichen Gegend leben. Vergessen Sie nicht, dass synthetische Kleidung, Geräte, Apparate, Haushaltsreiniger, synthetische Stoffe usw. ebenso voll mit Chemikalien sind. Dadurch fallen Sie Umgebungsgiften, die als "Gara-visha" (Gara = Umgebung; visha = Gift) bekannt sind, zum Opfer.

Diese kurze Einführung in die Giftstoffe, die in Ihrem Körper zirkulieren, sollte genügen, um Sie davon zu überzeugen, dass Sie sich mindestens einmal im Jahr einem Entgiftungsprogramm aussetzen sollten. Selbstverständlich müssen Sie sich womöglich öfter reinigen, wenn Sie ernsthaft betroffen sind. Sie werden wissen, dass nicht alles in Ordnung ist, wenn Sie Reizbarkeit, Schlafstörungen, Rückenschmerzen, Gelenkschmerzen, Störungen des Verdauungssystems, Aufgeblähtheit, Haarverlust, Sehstörungen oder Hautprobleme wahrnehmen. Dies sind die gängigsten Symptome, obwohl es auch andere geben mag. Bevor Sie Ihre Fantasie Amok laufen lassen über das, was ein tatsächlicher Vorgang beinhaltet, seien Sie vergewissert, dass dieses Programm hauptsächlich auf diätische Kuren, regelmäßige Übungen und gesunde Veränderungen des Lebensstils und der Einstellung fokussiert ist.

Im Hinblick auf die Entgiftungs-Diät, wird Ihnen vielleicht geraten, eine allgemeine Diät zu machen, die aus Nahrungsmitteln besteht, die biologisch angebaut sind und die man roh oder gekocht essen kann. Sie erhalten das Beste, wenn Sie frische Früchte und Gemüse konsumieren, die aus der

Umgebung stammen und auf natürliche Weise gewachsen sind; Sie werden zu jeder Jahreszeit eine unterschiedliche Auswahl finden. Sprossen, Hülsenfrüchte, ganzes Getreide, Suppen usw. sind ebenfalls ideal. Wie bereits erwähnt, halten Sie sich von konservierten und eingedosten Nahrungsmitteln, tiefgefrorenem Fleisch, Resten, nicht biologisch angebauter Nahrung usw. fern. Kräutertees oder heißes Wasser über den Tag hinweg zu trinken, wird ebenso helfen, die Giftstoffe aus Ihrem Körper zu spülen. Für den Fall, dass Ihr Zustand größerer Beachtung bedürft, wird man Ihnen vielleicht einen speziellen Plan anraten, der auf Ihre Persönlichkeit und Verfassung abgestimmt ist. Zum Beispiel wird man Ihnen vielleicht raten, nur frisches Gemüse und Früchte, sowie Säfte, die aus frischem Gemüse und Früchten gemacht sind, während der ersten drei Tage Ihrer Diät zu verzehren. Falls Sie Diabetiker sind, lassen Sie die Früchte bitte weg; halten Sie sich nur an das Gemüse. Was auch immer Sie konsumieren, stellen Sie sicher, dass Ihre Auswahl leicht verdaulich ist und nicht dick macht.

Anschließend können Sie Suppen, die aus Gemüse oder Hülsenfrüchten gemacht ist, zu Ihrer "Saft"-Diät hinzufügen. Machen Sie so drei Tage lang weiter. Als nächstes, fügen Sie leichte, feste Nahrung zu Ihrer "Saft und Suppe"-Diät hinzu. Vergessen Sie nicht, viel Wasser während des Tages zu konsumieren und gehen Sie einer körperlichen Aktivität nach. Ohne es überhaupt zu bemerken, werden Sie eine Verjüngung Ihres Körpers durch nährstoffreiche Menüs, Mahlzeiten zur rechten Zeit und gesunde Übungen erleben. Die Dauer Ihrer Entgiftungsdiät hängt von der Beurteilung des Profis über Ihren Zustand ab.

Sie können nach der Behandlung zu Ihrer alten Diät zurückkehren, vorausgesetzt, dass Sie den gesunden Menschenverstand erhalten haben, um sie nach dem Entgiftungsvorgang auf bessere Weise handzuhaben. Das bedeutet, dass Sie bereit sind, ein paar Veränderungen an Ihrem bestehenden Lebensstil zu initiieren. Verzichten Sie auf keinen Fall auf das Frühstück. Denken Sie daran, dass Ihr Magen die ganze Nacht über gefastet hat; er braucht Treibstoff, der in Energie umgewandelt werden kann. Fertigen Sie einen Zeitplan für Mahlzeiten an, egal ob Sie zu Hause oder bei der Arbeit sind; folgen Sie ihm so strikt wie möglich. Fall Sie zwischen den Mahlzeiten einen Snack brauchen, nehmen Sie nur solche, die extrem leicht und sinnvoll sind. Das Mittagessen sollte Ihre Hauptmahlzeit sein aber stopfen Sie sich nicht so voll, dass Sie sich lethargisch und schläfrig fühlen. Es sollte gerade genug sein, um Sie bis zur Nacht aktiv zu halten. Es gibt viele Ernährungsexperten, die bereit sind, Sie zu beraten; Sie müssen sich keine Sorgen machen.

Im Hinblick auf Ihre nächtliche Mahlzeit, nehmen Sie bitte eine leichte. Ebenso, essen Sie früh, mindestens zwei bis drei Stunden bevor Sie zu Bett gehen. Wenn Ihre Mahlzeit teilweise verdaut ist, bevor Sie ins

Bett gehen, werden Sie gut schlafen können. Unabhängig von der Zeit, zu der Sie
essen, werden Sie feststellen, dass wenn
Sie sich auf das konzentrieren, was Sie essen und nicht auf Fernseh-Shows, Handys
und ähnliches, dann werden Sie sich ausge-
glichener und ruhiger fühlen. Falls möglich,
essen Sie in einer Gruppe und nehmen Sie
an angenehmen Gesprächen teil. Mit der
Zeit werden Sie sogar in der Lage sein, be-
urteilen zu können, wann genau Sie eine
Mahlzeit beenden sollten; Sie sollten immer
aufhören, wenn Sie noch ein bisschen
hungrig sind. Auf diese Weise wird sich Ihr
System nicht unter Druck gesetzt oder
überlastet fühlen.

Sie müssen mindestens sieben bis acht
Stunden Schlaf jede Nacht erhalten, um am
nächsten Tag erfrischt zu erwachen. Sie
müssen sicherstellen, dass Ihre Bio- oder
Körper-Uhr auf den Rhythmus der Natur
ausgerichtet ist. Sie sollten all Ihre Aufga-
ben tagsüber erledigen und nachts ruhen.
Vor allen Dingen, nehmen Sie bitte Notiz

davon, dass eine Diät nicht reichen wird, um Ihre abgestumpften Systeme wieder zum Leben zu erwecken; die Nahrung, die Sie verzehren, muss auch richtig verstoffwechselt und aufgenommen werden. Nehmen Sie sich mindestens 20 Minuten bis zu einer halben Stunde Zeit für irgendeine tägliche Trainings-Übung oder körperliche Aktivität. Zügiges Walking, Yoga, Meditation, Schwimmen, Radfahren usw. sind ausgezeichnet, um einen gestressten Geist zu beruhigen. Überprüfen Sie, welche Zeit am besten für Sie ist; es könnte der Morgen oder Abend sein.

Wenn Sie sich jedoch auf etwas festgelegt haben, halten Sie sich an Ihren Zeitplan. Geben Sie nicht auf, egal wie schwierig der Weg auch erscheinen mag. Schließlich wird Ihr Körper, wenn er müde ist, angemessen ruhen können. Falls Sie immer noch Probleme damit haben, leicht einzuschlafen, können Sie Ihren Ayurveda-Experten bitten, Ihnen Öle zu empfehlen, die Sie verwenden können. Eine Ölmassage, gefolgt von einem heißen/warmen Bad/Dusche ist eine großartige Kur gegen Schlaflosigkeit oder Insomnia. Als zusätzlichen Bonus erhalten Sie schöne, glänzende Haut!

# Kapitel 3
# Die Leute werden Sie um Ihre glänzende Haut beneiden

Ungeachtet des Geschlechts, strebt jeder danach, eine glänzende Erscheinung auszustrahlen und gesund aussehende Haut am Körper zu haben. Nun, es ist möglich, dieses Ziel zu erreichen, ohne große Mengen Geld für alle möglichen Lotionen, Cremes und Kosmetika auszugeben. Ayurveda kann Ihnen mit nützlichen Empfehlungen helfen, nachdem der Hauttyp, den Sie haben, festgestellt wurde.

Drei Hauttypen können bei Menschen identifiziert werden.

## VATA

Der erste ist als VATA bekannt, auf die Luft und den Äther (Raum) bezogen. Ihre Haut kann eine sehr zarte und feine Erscheinung haben. Wenn Sie jedoch ihre kühle Oberfläche berühren, werden Sie feststellen, dass sie leicht, dünn, trocken und eher schuppiger Natur ist. Sie stellen vielleicht sogar fest, dass die Poren Ihrer Haut deutlich sichtbar sind. Dennoch haben Sie Glück, da Sie als Jugendlicher nicht so anfällig gegenüber Akne sind wie so viele andere. Tatsächlich mögen manche Leute Sie wegen der porzellanartigen Textur Ihrer Haut sogar beneiden. Paradoxerweise ist fortschreitendes Alter nicht so nett zu Ihnen; Ihre Haut wird ziemlich leicht im Vergleich zu anderen Hauttypen anfangen, Alterserscheinungen zu zeigen anhand feiner Linien und Falten. Falls Ihre Verfassung aufgrund Ihrer Angewohnheiten und Ihres Lebensstils aus dem Gleichgewicht gerät, kann es passieren, dass Ihre Haut eine matte oder gräuliche Färbung annimmt.

Des Weiteren ist sie anfällig für Pilzinfektionen, Hautirritationen, Ekzeme usw. Dies liegt daran, dass die beanspruchte und ermüdete Oberfläche immer trockener wird; Sie werden anfangen, ihre "Rauheit" zu hassen. Zusätzlich werden Sie von Licht und Wärme angezogen, da Ihre Haut nicht glücklich mit ihrer "Kühle" zu sein scheint. Mit dem Aufkommen des Winters werden womöglich Ihre Nägel brüchig, Ihre Gelenke knacken und Ihr Haar wird dünner, besonders, wenn Sie mittleren Alters sind.

Was können Sie tun, um die gesunde Verfassung Ihres Vata-Hauttyps wiederherzustellen?

Zunächst stellen Sie sicher, dass sie immer gut befeuchtet ist. Dies ist unerlässlich, da Ihre Haut die Fähigkeit verloren zu haben scheint, ausreichende Mengen an Feuchtigkeit zu erhalten. Halten Sie sich an den Rat Ihres Gesundheitsdienstleisters, um beschädigte Haut mit geeigneten Cremes, beruhigenden Lotionen, Reinigungs-Gels, schützenden Feuchtigkeits-Cremes, antioxidativen Formeln oder heilenden Ölen zu behandeln. Bitte verwenden Sie Produkte, die frei von chemischen Inhaltsstoffen oder Konservierungsmitteln sind; verwenden Sie natürliche Substanzen, die Ihrer sensiblen Haut nicht schaden. Bevor Sie jedoch irgendwas auf Ihre Haut auftragen, reinigen Sie die Stelle bitte gründlich. Es sollte kein Dreck oder Schmutz auf der Oberfläche sein. Es liegt an Ihnen, zu entscheiden, welche Marken Ihnen am besten passen.

Wie bereits mehrfach gesagt, bestehen ayurvedische Praktiken auf innerlicher Verjüngung, zusammen mit äußerlichen Anwendungen. Zu diesem Zweck, stellen Sie sicher, mindestens acht bis zehn Gläser Wasser jeden Tag zu konsumieren. Solange Sie kein Diabetiker sind, beziehen Sie viele fruchtige, süße und nahrhafte Früchte in Ihre tägliche Diät mit ein. Sogar wenn Sie Diabetiker sind, hält Sie Ihr Arzt vielleicht nicht davon ab, Früchte wie Guaven, Papayas usw. zu konsumieren; beziehen Sie professionellen Rat, bevor Sie irgendetwas machen. Es wäre gut, sich von getrockneten Nahrungsmitteln (Kekse, Brot usw.) fernzuhalten und sich stattdessen an nährstoffreiche und warme Nahrung zu halten. Nichtsdestoweniger, halten Sie sich an feste Mahlzeiten und Trainingspläne. Falls möglich, machen Sie Ölmassagen zum Bestandteil Ihrer täglichen Routine. Versuchen Sie, früh ins Bett zu gehen und früh aufzuwachen. Sie werden nach einer Weile in der Lage sein, gesunde Veränderungen Ihrer Haut zu bemerken.

Im Hinblick auf die Geschmacksrichtungen, die Sie vorziehen sollten, sind Sie eingeladen, Wurzelgemüse, frische Früchte, Nüsse, Samen, den größten Teil an Getreide, den größten Teil an Ölen, Milch, Eier, Joghurt, Butterreinfett usw. zu schlemmen. Diese Nahrungsmittel tendieren dazu, Ihre Vata-Konstitution gut zu beruhigen, da sie von Natur aus zufriedenstellend nahrhaft, erdend und kräftigend sind. Nehmen Sie jedoch nicht zu viel Junkfood oder bearbeitete Lebensmittel zu sich, die künstlichen Süßstoffe, Zuckerwerk oder raffinierten Zucker beinhalten und entschuldigen das mit Ayurveda. Salzige Nahrungsmittel sind ebenso wichtig, da sie Ihrem Körper helfen, Feuchtigkeit zu behalten, Ihren Appetit anzuregen, die Verdauung fördern und es erlauben, Abfallprodukte des Körpers zu beseitigen. Dennoch, verwenden Sie Salz weise, da Sie sich nicht wünschen, hohen Blutdruck oder Nierenprobleme zu kriegen.

Im Hinblick auf den sauren Geschmack sind Essig, Käseschnitten, Zitrone, Limette, Sauerrahm, Sauerkraut oder Kimchi großartige Zusätze zu jedem Essen. Außerdem können Sie Grapefruit, Orangen, Ananas, grüne Äpfel usw. probieren. Sie werden ganz sicher Zeuge sein wie Ihre Sinne erwachen, geistige Wachsamkeit entsteht, eine Verbesserung der Verdauung und das Ende von Flatulenz.

Sie müssen sie nicht allesamt vermeiden aber können Ihre Gelüste auf scharfe Gewürze, Chilis, rohe Zwiebeln, Radieschen und Rüben reduzieren. Diese scharfen und trockenen Substanzen werden Ihr integumentales System (Haut) austrocknen. Obwohl bitter schmeckende Nahrungsmittel wie Grünkohl, Klettenwurzel, Auberginen usw. im Allgemeinen gute Heiler sind, tendieren sie dazu, Ihre Haut trocken und rau zu machen, wenn sie in großen Mengen konsumiert werden. Halten Sie sich auch vom adstringierenden Geschmack fern; vermeiden Sie Hülsenfrüchte, Broccoli, Cranberries, Reiskuchen usw., da sie Ihren Mund austrocknen.

## PITTA

Sie sind leicht als Individuum mit PITTA-Haut erkennbar, wenn Sie anfällig sind für Akne, Hautirritationen und Entzündungen, Geschwüre, Ausschläge, Rosazea (chronischer Zustand, bei dem Ihr Gesicht Papeln oder Pusteln aufweist, Rötung, erweiterte Blutgefäße usw.), häufige Ausbrüche oder Erröten (aufgrund emotionalen Stresses), erhöhte Pigmentierung oder Leberflecken (veränderte Farben aufgrund des Alterns) oder Altersflecken. Offensichtlich sind Ihre Systeme aus der Balance geraten. Des Weiteren ist Ihre Haut extrem empfindlich gegenüber Hitze, da sie leicht Sonnenbrand bekommt. Jedoch kann Ihr Gesicht, sogar, wenn Sie gesund sind, Sommersprossen aufweisen. In ähnlicher Weise können Muttermale auf verschiedenen Teilen Ihres Körpers vorkommen. Nichtsdestotrotz sind das kleinere Probleme. Obwohl sich Ihre Haut nach Kühle und der Vermeidung von Hitze sehnt, wird sie sich weich und warm anfühlen. Ihre Textur wird nicht so fein sein wie die von denen, die den Vatta-Hauttyp haben aber sie wird mittlere Dicke haben. Insgesamt werden Sie dazu geneigt sein, eine rosige oder schöne Hautfarbe zu haben. Falls Sie rothaariges oder blondes Haar besitzen, wird Ihre feurige Pitta-Persönlichkeit für jeden ersichtlich sein. Schließlich sind Sie eine Kombination aus Feuer und Wasser.

Wie behandelt man eine unausgeglichene Pitta-Verfassung?

Es ist wichtig, dass Sie beruhigende Produkte für Ihre Haut verwenden, die helfen, die Ansammlung exzessiver Hitze zu verhindern, vor Schaden schützen und hypersensible Bereiche zu reparieren. Sie sind auch gut darin beraten, sich nicht zu lange den Strahlen der Sonne auszusetzen; versuchen Sie, während der heißen Zeiten des Tages, nicht rauszugehen. Direktes Sonnenlicht ist nicht gut für Sie; benutzen Sie effektive Sonnencreme. Sogar Gesichtsbehandlungen mit Dampf und Solarien sind nicht gut für Sie. Die taktilen Nerven, die mit Ihrer Haut in Verbindung gebracht werden, müssen beruhigt werden. Greifen Sie auf pflanzliche Feuchtigkeitscremes zurück, die in tiefere Hautschichten eindringen können. Sie werden auch Ihrer Haut helfen, immer gut befeuchtet zu sein. Vielleicht könnten Sie auch alle paar Tage gesunde Hautöle verwenden, um ein jugendliches und glänzendes Aussehen zu behalten. Es wäre gut, kühles oder lauwarmes Wasser für die Reinigung und zum Baden zu verwenden. Eiskaltes Wasser ist nicht ratsam, da es dazu neigt, die Poren Ihrer Haut einzufrieren oder zu verschließen. Stellen Sie sicher, dass Ihre Haut nicht mit rauen Materialien, irritierenden Chemikalien oder Konservierungsstoffen in Kontakt kommt. Es gibt etwas namens "Pitta Stunde", während der Ihr Körper die nachteiligen Effekte am stärksten erlebt; sie beginnt nach 22 Uhr jede Nacht. Versuchen Sie, vor 22 Uhr ins Bett zu gehen.

Ähnlich wie Menschen mit der Vata-Typ Persönlichkeit, wird Ihnen geraten, Süßkram zu genießen, wenn auch in sinnvollen Mengen. Dieselben Einschränkungen gelten auch für Konfektware, zuckerreiche Nahrung usw. Sie können das Süße immer mit etwas Bitterem ausgleichen, anders als bei der Vata-Diät. Ja, Sie dürfen Löwenzahn, Grünkohl, dunkle Schokolade, Safran, Jerusalem Artischocken, bittere Melone, Kurkuma, Kümmel usw. verzehren. Diese bitteren Nahrungsmittel werden Ihren Geschmackssinn verbessern, Ihr System kühlen, die Mundhöhle reinigen, Ihren Appetit ausbalancieren und gute Verdauung unterstützen, sowie Gefühle des Brennens und Juckens reduzieren, Ihr Blut säubern, Feuchtigkeit absorbieren und die Beschaffenheit Ihrer Muskeln und Haut verbessern. Hülsenfrüchte, Früchte, Gemüse usw, die aus dem adstringierenden Geschmack bestehen, sind gut für Sie.

Sie werden feststellen, dass sich Ihre Hitze reduziert und Ihr Körpergewebe sich gut entwickelt. Sie müssen sich keine Sorgen über Durchfall, exzessives Schwitzen oder Blutungsstörungen machen, wenn Sie den adstringierenden Geschmack vorziehen. Was auch immer Sie konsumieren, halten Sie sich an kleinere und begrenzte Portionen; jede Art von Exzess ist nicht gut für den Körper. Bevorzugen Sie zusätzlich Bio-Lebensmittel und trinken Sie viel Wasser.

Eine Prise Salz sollte genügen; übertreiben Sie es nicht mit der Menge. Die Qualitäten von Heiß, Leicht und Ölig werden Ihre Pitta-Konstitution stärker aus dem Gleichgewicht bringen als zuvor. Sie wollen doch nicht, dass sich Ihre Körpertemperatur erhöht, dem Bluthochdruck erliegen, ständig extrem durstig sein, Entzündungen entwickeln oder Zeuge einer rapiden Zunahme an Falten und grauem Haar sein, oder? Scharfe Gewürze oder Lebensmittel mit scharfem Geschmack sind ebenso schlecht für Ihre Verfassung. Sie können sich schwindlig fühlen, extrem durstig sein, Entzündungen im Verdauungstrakt bekommen, brennende Empfindungen haben oder aus neu geformten Geschwüren in Ihrem Magen bluten. Halten Sie sich von sauer schmeckenden Lebensmitteln und fermentierten Sachen fern. Sie werden nicht nur Ihre Physiologie zerstören, sondern auch Ihre Psyche beeinträchtigen. Sie mögen feststellen, dass Sie mit Gefühlen wie Neid, Eifersucht usw. zu kämpfen haben. Deshalb, reduzieren Sie den Konsum von Dingen, die nicht mit Ihnen übereinstimmen, auf ein Minimum.

## KAPHA

Der dritte Hauttyp, den Sie haben könnten ist KAPHA, was eine Kombination von Wasser und Erde ist. Ihre Haut wird kühl erscheinen aber ölig. Tatsächlich mag die gesamte Oberfläche Ihres integumentalen Systems mit großen Poren gepunktet sein. Natürlicherweise mögen Sie damit rechnen, Mitesser und Akne zu haben, besonders während der Jugend. Nichtsdestotrotz, machen Sie sich keine Sorgen, da Sie einen großen Vorteil gegenüber Menschen mit dem Vata- oder Pitta-Hauttyp haben; Sie werden in der Lage sein, die Zeichen des Alterns hinauszuzögern. Ihre Haut ist dick, weich und geschmeidig; sie weigert sich,

Falten zu formen oder feine Linien aufzu-
weisen. Im Kontrast zu Ihrer blassen Haut,
kann Ihr Haar wellig, ölig, dick und dunkel
sein. Dies ist ein sicheres Zeichen einer
kapha-artigen Persönlichkeit. Ihre Haut
drück Stress auf eine laute und deutliche
Art aus. Pickel und Mitesser scheinen aus
dem Nichts zu kommen. Sogar die Poren
scheinen größer zu sein als normalerweise,
mit Öl, das sich überall über die Oberfläche
Ihres Körpers erstreckt. Manchmal können
Sie das Opfer einiger Arten von Ekzemen
(allgemein der feuchte Typ) werden oder
Ausbrüche von Pilzinfektionen haben. In
extremen Fällen wird Ihr Körper Anzeichen
von Aufgeblähtheit aufweisen, aufgrund
von Wassereinlagerungen.

Was ist das Heilmittel, um das richtige
Funktionieren eines Körpers, der von Kapha
Ungleichgewicht beeinträchtigt ist, wieder-
herzustellen?

Sie müssen die tiefe und richtige Reinigung
Ihrer Haut zu einem integralen Bestandteil

Ihrer täglichen Schönheits-Routine machen. Prägen Sie sich einen Kreislauf von Reiniger-Gesichtswasser-Feuchtigkeitscreme in Ihre Kur ein. Das sollte nicht schwer zu erinnern sein, da chemiebasierte Kosmetika den selben Ablauf gutheißen. Halten Sie auch bestimmte Öle bei der Hand. Diese können in Ihr Gesicht und Ihren Körper einmassiert werden, jeden zweiten Tag oder alle paar Tage. Welche Lotionen, Cremes oder Öle Sie auch aussuchen, stellen Sie sicher, dass Sie aus Kräutern hergestellt sind. Wenn Sie wollen, können Sie auch eine einfache Zu-bettgehens-Routine als zusätzliche Schön-heitshilfe annehmen. Fetten Sie Ihr Gesicht mit einer schmierigen Substanz ein, direkt bevor Sie ins Bett gehen. Warme Milch wird diesem Zweck wunderbar gerecht. Reiben Sie sie nicht kräftig überall ins Gesicht; be-nutzen Sie nur sanfte, tätschelnde Bewe-gungen.

Während Sie schlafen, werden all die Un-reinheiten, die sich an den Poren Ihrer Haut befinden, gelockert. Greifen Sie morgens zu qualitativ hochwertigem Ton für den Zweck der Abschuppung. Wenn er auf Ihr Gesicht aufgetragen wird, wird er all die gelockerten Unreinheiten entfernen. Waschen Sie Ihr Gesicht jetzt gut ab. Sie werden den Unterschied selbst feststellen können, nachdem Sie diese Routine ein paar Wochen lang ausprobiert haben. Folgen Sie einem zweiwöchigen Muster für tolle Ergebnisse. Abschließend bemerkt, bleiben Sie bitte immer körperlich aktiv. Sie benötigen ein gutes Verdauungssystem, um Ihren Körper frei von Giftstoffen zu halten.

Die kaphaartige Verfassung benötigt eine Kombination von scharf, bitter und adstringierend, um gesund zu bleiben. Wie bereits zuvor erwähnt, brauchen Sie ein gut funktionierendes Verdauungssystem, das leicht stimuliert werden kann. Scharfe Gewürze wie Knoblauch, Nelke, Kurkuma, Kardamom, Paprika, Zimt, Ingwer und Kümmel sind gut für Sie. Nehmen Sie zusätzlich scharfe Geschmacksrichtungen wie rohe Zwiebeln, Chilies, Rübe, Radieschen und ähnliches. Diese Substanzen werden nicht nur Ihre Mundhöhle reinigen, sondern auch Ihre Sinne erwecken. Sie dienen dazu, die verschlossenen Kanäle Ihres Körpers wieder zu öffnen, wobei Sie das Schwitzen unterstützen und die Verflüssigung von Sekreten. Ihr Blut wird dadurch dünner und normal. Ähnliche Funktionen finden durch die bitteren Nahrungsmittel statt, die Sie konsumieren. Beispiele dieser Nahrung wurden bereits zuvor genannt. Sie werden glücklich sein, festzustellen, dass Ihre Muskeln und Ihre Haut gut durchtrainiert werden, sich Ihr Appetit verbessert und Ihr Körper die Fähigkeit erlangt, benötigte Flüssigkeit sehr leicht zu beziehen. Machen Sie sich keine Sorgen über überschüssiges Fett oder Schweiß, der in Ihrem Körper verbleibt. Überraschenderweise hilft der Konsum bitterer Substanzen, Ihre Geschmacksknospen zu stimulieren; sie beginnen, den Geschmack anderer Nahrungsstoffe sogar noch besser wertzuschätzen.

Eine dritte Anforderung, um Ihr Kapha-Ungleichgewicht zu verbessern, sind Nahrungsmittel mit adstringierendem Geschmack. Wenn Sie Ihre Geschmacksknospen stimulieren, um Augenbohnen, Sojabohnen, Adzukibohnen, Wachtelbohnen, Cracker, Broccoli, Artischocken, Kopfsalat, Blumenkohl, Reiswaffeln, Roggen, Cranberries, Äpfel, Granatapfel, Backwaren, frisches Gemüse und Früchte und ganzes Getreide zu genießen, werden Sie den Rest Ihres Lebens keine Reue haben. Ihr gesamtes Körpergewebe wird sich verjüngen.

Im Hinblick auf Produkte, die süß, sauer oder salzig schmecken, müssen Sie den Konsum solcher Nahrungsmittel auf ein Minimum reduzieren. Der "süße" Geschmack ist seiner Natur entsprechend schwer, verschärfend, kalt, ölig und feucht; Ihre Verfassung wird rebellieren. Reduzieren Sie die Einnahme raffinierten Zuckers, Konfekt, Samen und Nüssen, Joghurt, Milch, Butterreinfett, süße Früchte, Wurzelgemüse, Öle usw. Ansonsten laden Sie Übergewicht und mit Übergewicht in Verbindung stehende Krankheiten in Ihr Leben ein durch zu viel Essen, sowie extreme Lethargie und Schlaf. Erkältungen und Husten würden so zwangsläufig zu einem integralen Bestandteil Ihres Lebens werden, dank des Schleims, der sich in Ihrem Körper aufbaut. Mit der Zeit wird sogar Ihr Appetit nachlassen.

In ähnlicher Weise, belassen Sie die Einnahme von Salz bei einem Minimum. Ansonsten werden Sie schneller altern als normal, was sich durch das Erscheinen von Falten und grauem Haar zeigt. Ihre Sinnesorgane und Gefühle könnten verrücktspielen. Während Ihr Körper wegen Ihres extremen Dursts überschüssiges Wasser ansammelt, werden Sie feststellen, dass Sie ein Patient von Entzündungen, Aszites und Bluthochdruck werden. Zuletzt, vermeiden Sie sauer schmeckende Substanzen wie Sauerrahm, Grapefruit, Käse, Orangen, Ananas, Essig, grüne Trauben, Zitronen, Limetten usw. so viel wie möglich. Abgesehen davon, dass sie großen Durst erzeugen, machen sie Ihren Körper auch schlaff und schwer. Saure Nahrungsmittel sind von Natur aus ölig und feucht. Ihr Körper ist womöglich nicht in der Lage, überschüssiges Wasser zu eliminieren und schwillt an.

Obwohl die Hauttypen zwischen verschiedenen Individuen deutlich ausgeprägt sind, stellt Ihr Ayurveda-Experte vielleicht fest, dass Sie eine Mischhaut haben. Zum Beispiel könnten Sie eine Vata-Kapha, Kapha-Pitta oder Vata-Pitta Haut haben. In diesem Fall wird der Arzt oder Kosmetiker Sie bitten, jahreszeitliche Produkte zu nehmen. Es gibt bestimmte Jahreszeiten für jeden Hauttyp. Dies bedeutet, dass die nachteiligen Qualitäten sich während dieses Teils des Jahres verschlimmern. Zum Beispiel sind die Monate von November bis Februar dazu gedacht, Ihre Haut feucht und gut mit Nährstoffen versorgt zu halten. Diese trockenen und windigen Tage sind nicht gut für eine Person mit Vata-Hauttyp.

Die Sommermonate von Juli bis Oktober sind schlecht für den Pitta-Hauttyp. Sie kann überhitzen und gereizt werden. Der Kapha-Hauttyp mag den Frühling nicht, der zwischen März und Juni liegt. Ihre Schönheitsanwendungen und Ernährungsgewohnheiten müssen auf die Jahreszeiten abgestimmt sein. Wie zuvor erwähnt, halten Sie sich von schalem Essen fern. Sie haben geringen Nährwert und tragen zum Aufbau von Giftstoffen oder Unreinheiten in Ihrem Körper bei. Abgesehen vom Essen und Schönheitsprodukten, werden Sie sicherstellen müssen, dass Ihre Schlafgewohnheiten einem sinnvollen Rhythmus entsprechen. Wenn Sie die nötige Ruhe und den Schlaf erhalten, den Sie jeden Tag brauchen, werden Sie in der Lage sein, in Ihren Gedanken und Ihrer Einstellung ausgeglichen und harmonisch zu bleiben. Wenn Stress aus Ihrem Leben verbannt wurde, wird Ihre Gesichts- und Körperhaut es die Welt wissen lassen!

# Kapitel 4
# Widmen Sie Ihrer Haarpracht die nötige Aufmerksamkeit

Sie können nicht erwarten, als jugendlich und schön angesehen zu werden, wenn Ihr Haar matt und stumpf ist im Vergleich zu Ihrer glänzenden Haut. Es stimmt, gesunde Veränderungen der Diät und des Lebensstils werden auch Ihr Haar beeinflussen. Jedoch müssen Sie ihm auch individuelle Aufmerksamkeit schenken, unabhängig von Alter oder Geschlecht oder seiner Länge. Technologische Fortschritte haben vielleicht geholfen, Ihr Leben komfortabler zu machen aber sie haben auch zu unangenehmen Dingen wie Luftverschmutzung, Wasserverschmutzung, ausgiebige Verwendung von Chemikalien usw. geführt. Aus diesem Grund müssen Sie sich darum kümmern, Ihr Haar zu reinigen und Conditioner zu verwenden, so oft wie es nötig ist. Zusätzlich müssen Sie Schritte unternehmen, es frei von Schuppen und Läusen zu halten.

Nach der Lehre von Ayurveda stimmt Ihr Haartyp mit Ihrem Hauttyp überein. Wenn Sie Haare des Vata-Typs haben, können Sie sich glücklich schätzen. Ihr Haar wird nicht übermäßig von natürlichen Ölen durchtränkt; es wird gesund trocken und frei von Unreinheiten sein. Deshalb werden Sie es nicht oft schamponieren oder waschen müssen. Im Kontrast dazu müssen Sie Ihr Haar regelmäßig reinigen, wenn es vom Kapha-Typ ist. Trotzdem kann sich Ihr Haar immer ziemlich ölig anfühlen. Versuchen Sie wenn möglich, es täglich zu waschen. Sie müssen nicht jeden Tag ein Shampoo verwenden; entfernen Sie einfach die Öle und den Schmutz, der in Ihrem Haar steckt. Wenn Sie Haare vom Pitta-Typ haben, mögen Sie sich vielleicht einen Zeitplan für die Reinigung erstellen; es bedarf nur einer mäßigen Waschmenge. Nichtsdestotrotz entscheidet der Ort, an dem Sie sich befinden und die Art der Umgebung, der Sie oft ausgesetzt sind, darüber, welche Haarreinigungs-Routine Sie für sich selbst aufstellen. Abgesehen von Schmutz, kann sich Staub, Zigarettenrauch und andere Luftverschmutzer in Ihrem Haar festsetzen. Deshalb können Sie gar nicht strikt genug die Reinigungstipps einhalten, die hier für die unterschiedlichen Haartypen empfohlen werden.

Abgesehen vom Waschen der Haare, müssen Sie es auch gut aufbereiten. Zu diesem Zweck werden Sie nährende Öle auf Beides auftragen müssen, Ihre Kopfhaut und Ihr Haar. Diese Öle sollten vor dem eigentlichen Auftragen leicht erhitzt werden. Kochen Sie sie nicht; erwärmen Sie sie nur. Experten empfehlen, dass Sesam- oder Mandelöl großartig für jemanden sei, dessen Haar vom Vata-Typ ist. Sie sind Feuchtigkeits-Shampoos sehr ähnlich. Wenn Sie Haut und Haar des Kapha-Typs haben, nehmen Sie Sesam- oder Olivenöl. Diese sind sehr ähnlich wie Stimulatoren. Kokos-nuss-Öl ist am besten für Haare vom Pitta-Typ, da es besänftigt und beruhigt. Welche Art von Öl Sie auch immer auswählen, be-nutzen Sie sanfte Bewegungen über die ganze Kopfhaut hinweg. Kreisende Bewe-gungen werden helfen, dass das Öl gleich-mäßig verteilt wird. Der Sinn ist, die Blutzir-kulation des Kopfhautbereichs anzuregen, tote Hautzellen zu entfernen und die Poren der Haut zu reinigen.

Das Öl ist ein Schmiermittel, das zu besse-rem Haarwachstum führt. Sie müssen sich daran erinnern, dass diese Öle mit Kräutern angefüllt sind, so wie sie von Ayurveda-Praktizierenden ausgehändigt werden (kau-fen Sie nicht die herkömmlichen Flaschen Öl, die in Kaufhäusern verfügbar sind). Des-halb nähren und pflegen Sie von Innen und von außen. Wenn Sie einmal mit Ihrer Mas-sage fertig sind, belassen Sie das Öl für mindestens ein paar Stunden in Ihrem Haar. Danach schamponieren und waschen Sie Ihr Haar. Egal ob Sie männlich oder weiblich mit kurzem, mittellangem oder langem Haar sind, Sie können sicher sein, dass es dunkel, glänzend und schön aussehen wird.

Die Übel, die in einer modernen Umgebung existieren, können dazu führen, dass Ihr Haar seinen Glanz verliert, ausfällt oder vorzeitig ergraut. Sie werden vielleicht erstaunt sein, zu erfahren, dass eine schwache und überlastete Leber, die mit Unreinheiten angefüllt ist, für Ihre "haarigen" Probleme verantwortlich ist. Tatsächlich können sich diese Giftstoffe in Ihren Haarfollikeln ansammeln. Manchmal wird die Kopfhaut schuppig, was dazu führt, dass weiße Partikel auf Ihren Hals und Ihre Schultern abfallen. Nun, alles, was Sie tun müssen, ist, wirksame Leber-Tonika von Ihrem Gesundheitsdienstleister zu beziehen und sie wie angewiesen zu verwenden. Wenn Ihre Leber wieder auf dem Damm ist und wieder fähig, richtig zu funktionieren, wird Ihr Haar seine Farbe und seinen Glanz zurückerlangen. Stellen Sie bitte gleichzeitig sicher, dass Ihre Diät ausreichende Mengen an kalziumreicher Nahrung beinhaltet, so wie Sesamsamen, blättriges grünes Gemüse und Milchprodukte, besonders, wenn Sie über 40 Jahre alt sind. Wenn Ihr Körper angeßene Mengen Kalzium erhält und es gut aufnimmt, werden Ihre Nägel, Knochen und Haare gesund bleiben. Wenn Sie nicht genug Kalzium aus natürlicher Nahrung erhalten, fragen Sie nach kalziumbasierten Ergänzungsmitteln.

# Fazit

Trotz seiner abwechselnden Kämpfe mit zunehmender Beliebtheit oder abnehmender Bedeutung über die Jahrhunderte hinweg, hat Ayurveda es geschafft, sich zu erhalten. Unzufrieden mit den vielen Nebenwirkungen, nachteiligen Reaktionen und Ausgaben, die mit allopathischer Medizin in Verbindung gebracht werden, haben viele Leute, genau wie Sie, angefangen, sich den vielen Heil- und Vorsorgeformen einer Behandlung zuzuwenden, wie sie von Ayurveda-Fachmännern befürwortet wird. Dieser Pfad wird Sie zu ewiger Jugendlichkeit und Schönheit vorwärtsbringen.